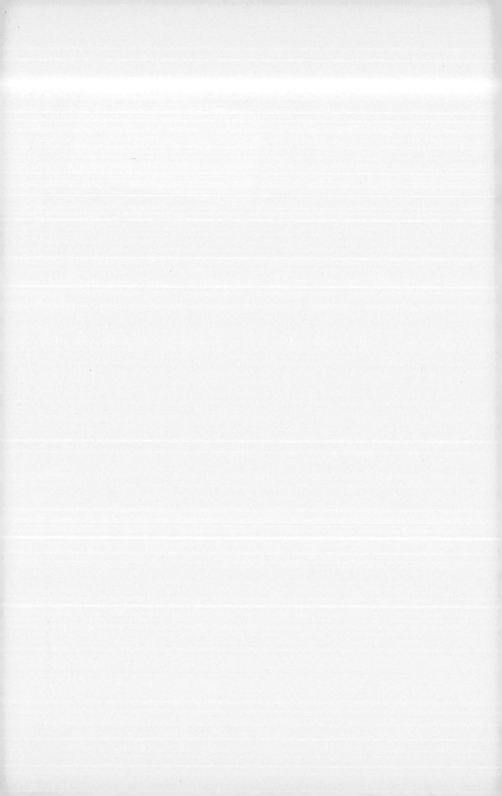

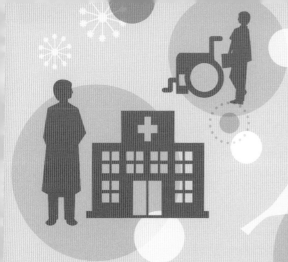

もう
肺高血圧
なんかで
悩まない！

岡山医療センターの取り組みから

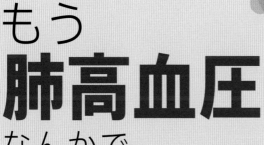

監修 独立行政法人国立病院機構岡山医療センター副院長
松原 広己

編集 独立行政法人国立病院機構岡山医療センター副院長
松原 広己
独立行政法人国立病院機構岡山医療センター循環器内科
下川原 裕人

改訂版

メディカルレビュー社

はじめに

　かつて，肺高血圧症は特効薬のない，死を免れない難病と考えられてきました。しかし，本書の初版出版当時には，適切な治療と正しい在宅自己管理を行うことで，すでに肺高血圧症患者さんの予後は大幅に改善していました。しかし，インターネットを検索すれば悲惨な情報しかヒットせず，「どうせすぐに死んでしまう」と思い込んで，正しいタイミングで治療に進めない患者さんたちも多かったのです。

　そこで，「肺高血圧症で死ぬのはもったいない」ということを，全国の肺高血圧症患者さんに理解していただくために，岡山医療センターで行われている治療・管理の実際をお伝えしようと本書を企画しました。多職種のスタッフの協働による肺高血圧症の長期管理が，患者さんの生命を守るためだけでなく，生活の質（QOL）を最大限に高めるために必要だと伝えたかったのです。

　10年を経て，この度本書の改訂の機会を得ました。過去10年の間にも，当センターの肺高血圧診療はさらに進歩しました。診断後，早期から積極的治療を行うことにより，今や肺動脈性肺高血圧症患者さんの平均余命は20年に達しています。「余命10年」はもはや過去のことで，肺高血圧症のために命を落とすのはかなり稀なことになりました。多くの肺高血圧症患者さんは，仕事や家事，旅行や運動など当たり前の生活を行えるようになっています。本書では，そんな患者さんたちの貴重な体験談も紹介しました。

　『もう肺高血圧なんかで悩まない』─本書のメッセージは，タイトルに端的に表れています。いまだに肺高血圧症の根治は達成できていませんが，略治，あるいは寛解と呼んでも差し支えないような状態はすでに多くの患者さんで達成できていますし，新たな治療薬の開発も依然進行中です。きちんと治療を受けさえすれば，もはや糖尿病のような慢性疾患と大差なくなった肺高血圧なんかで悩む必要はありません。全国の肺高血圧症患者さんが希望をもって治療に取り組んでいただくうえで，本書がその一助となれば幸いです。

　さいごに，本書の執筆にご協力いただいた，当センター循環器内科，看護部，薬剤部，リハビリテーション科，栄養管理室のメンバーに心から感謝いたします。

2023年3月

独立行政法人国立病院機構岡山医療センター 副院長

松原 広己

もう肺高血圧なんかで悩まない！
岡山医療センターの取り組みから

Contents

執筆者一覧

独立行政法人国立病院機構岡山医療センター

副院長
松原　広己

循環器内科
下川原裕人

看護部
加賀宇芳枝（看護師）

薬剤部
竹山　知志（副薬剤部長）
唐川　雅生（製剤主任）
森永　桃子（薬剤師）

リハビリテーション科
勝部　　翔（理学療法士）
中野　綾乃（理学療法士）
西﨑　真里（リハビリテーション科医長）

栄養管理室
岡本　理恵（室長）
榎本　佑美（主任栄養士）
石塚　天馬（管理栄養士）
堀田　侑希（管理栄養士）

SPECIAL THANKS

岡山医療センターで
肺高血圧症の治療を
受けられている患者さま方と
そのご家族の皆様

第 **1** 章

肺高血圧症
とは

第1章 肺高血圧症とは

1 肺高血圧症について

1）肺高血圧症という病気

　この本を開いたあなたは，体調を崩して病院を受診し，さまざまな検査の結果「肺高血圧症」と診断されたところかもしれません。「肺高血圧症？よく聞く高血圧と何が違うの？」と思っていることでしょう。高血圧とは，血管のなかを流れる血液の圧力が高くなった状態をいいます。普通に高血圧症というと全身の血管を流れる血液の圧力が高くなった状態を指しますので，「体高血圧症」というのが正確かもしれません。それに対して肺高血圧では，肺の血管を流れる血液の圧力が高くなっています。ではなぜ，肺の血圧が高いといけないのでしょう？それを理解するためには，まず全身の血液の流れについて理解してもらう必要があります。

　血液は，心臓の左心室から「動脈」と呼ばれる血管を通じて体全体に送り出され，酸素を全身に届けます（図1）。一方，全身を巡った結果，二酸化炭素をたくさん含むようになった血液は，「静脈」と呼ばれる血管を通じて心臓の右心房に返ってきます。右心房に返ってきた血液は，右心房につながる右心室から「肺動脈」を通じて肺に送り出されます。肺で二酸化炭素を体外に出して空気中の酸素を取り入れた血液は「肺静脈」を通じて心臓の左心房，またそれにつながる左心室に返ってきます。

　一般にいう高血圧は，動脈が硬化したり細くなったり，あるいは血液の量が増えすぎたり，心臓が強く拍動しすぎたり，といったさまざまな原因で動脈の圧力が上昇した状態です。これに対して，肺高血圧は肺動脈の圧力が上昇した状態です。肺動脈は体の動脈に比べて短くて柔らかいので，健康な人で

は肺動脈の圧力は体の血圧の約1／4～1／5と，ずっと低く保たれています。ところが肺の血管が狭くなったり，詰まったりすることで肺に血液が流れにくくなると，血液を流すために大きな力が必要となり，その結果，肺の血圧が高くなってしまうのです。狭くなった肺の動脈に血液を流すためには大変な力が必要になりますが，肺の動脈に血液を送り出す役割を担う心臓の右心

図1．肺高血圧症とは

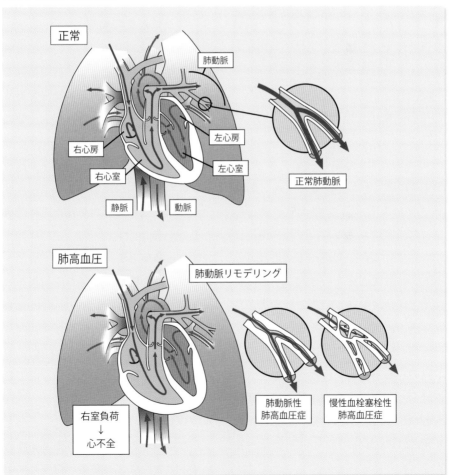

正常

肺動脈

右心房

左心房

右心室

左心室

静脈　動脈

正常肺動脈

肺高血圧

肺動脈リモデリング

右室負荷
↓
心不全

肺動脈性
肺高血圧症

慢性血栓塞栓性
肺高血圧症

室はもともと低い圧力で効率よく動くようにできているので，あまり過大な負担には耐えられません。そのため十分な血液が送り出せなくなる結果，わずかな運動でも息苦しくなり，左心室に返ってくる血液量を増やせないために全身で必要となる血液を送り出せなくなって，脳血流が足りなくなってめまいや失神を起こすことがあり，過剰な運動によっては悪くすれば突然死をきたすこともあり得ます。

2）肺高血圧症の種類

　肺高血圧症という言葉は肺動脈の圧力が上がった「状態」を指すもので，単一の「病気」ではありません。肺高血圧症であることがわかった場合には，次にどのような原因で肺高血圧症になっているのかを調べる必要があります。肺高血圧症を引き起こす病気には，①顕微鏡レベルの細い肺動脈がさまざまな原因で狭くなる肺動脈性肺高血圧症（PAH），②心不全や弁膜症など心臓の左心室の病気に伴うもの，③肺繊維症や肺気腫のような肺の病気に伴うもの，④慢性血栓塞栓性肺高血圧症（CTEPH）など比較的太い肺動脈が狭くなったり詰まったりすることによる

もの，⑤全身疾患に伴うもので①〜④に分類できないもの，の5つに大別されます[1]。これらの原因ごとに治療法が異なりますが，①と④の場合は肺高血圧症そのものに対する治療が必要であり，②③⑤の場合には，原因となっている疾患の治療が必要になります。

3）肺高血圧症の検査

　病院では数多くの検査を受けますが，それにはさまざまな目的があります。そのなかには，肺高血圧症であることを確定するために行う検査，肺高血圧症の原因を調べるための検査，肺高血圧症の程度を調べて治療法を決めるための検査，治療が始まった後に治療の効果や状態の変化を知るための検査などがあります。

　検査の種類としては，採血，胸部レントゲン，心電図，心エコー検査などがあります。心臓カテーテル検査を行って平均肺動脈圧が25mmHg以上であれば（正常では20mmHg未満），肺高血圧と診断されます[1]。

4）肺高血圧症の治療法

　肺高血圧症の治療は，さまざまな薬を使う薬物治療と外科的手術やカテー

テル手術を使った物理的な治療に大きく分かれます。PAHには薬物治療が，CTEPHには物理的な治療と薬物治療が組み合わされて行われます。

現在は肺高血圧症治療のためのさまざまな内服薬・吸入薬・注射薬が使用可能になっています（薬による治療についての詳しい説明はp.26以降を参照）。CTEPHについては，可能であるなら外科的な手術（肺動脈血栓内膜摘除術）が推奨されていますが，手術不適と判断された方に対してはバルーンカテーテルを使ったカテーテル手術が行われ，良好な成績を収めています[2]。また，PAHの治療に使われる薬剤の一部は手術不適なCTEPHに対しても有効性が示され，保険適用となっています[1]。

このように，肺高血圧症の原因によって適した治療法が異なりますが，酸素療法や塩分・水分の制限は多くの方に共通して重要な治療になります。また，病状に応じて安静にすることや必要なリハビリテーションを行うことなど，指示された活動度を守ることも治療の1つです。

・血液の酸素濃度が低い場合には，酸素の吸入は肺動脈を拡げて肺動脈圧を低下させることが期待されます。在宅酸素療法により，家庭でも酸素を使用することが望ましい場合があります。

・高い圧力に抗して肺動脈に血液を送り出すために，心臓には負担がかかっています。水分をたくさんとると，心臓が送り出さなければならない血液量が多くなり，ますます負担が増えます。そこで，1日の水分摂取量を適切に保つ必要があるので，p.27にあるように，利尿薬によって余分な水分を体外に出す治療を行います。また，塩分は，体に水分を溜め込む作用があります。味の濃いものを食べるとのどが渇いて飲む水分量も増えるので，減塩食を心がける必要があります（p.53図3参照）。

・病気の状態に応じて運動量に制限がある場合があります。時期によっては安静を保つことが重要なこともあります。また，体調に合わせて，主治医の先生の許可があれば適切な運動をすることが望ましいこともあります（リハビリテーションについての詳しい説明はp.38参照）。

・さまざまな治療を行っても病気が進行する場合には，肺移植という選

択肢もあります。

　病気の種類や病状などにより最適な治療法は異なります。どの治療法を選択すべきか，人によってまた時期によっても異なります。主治医の先生とよく相談することが大切です。

 2　肺高血圧症治療の現状

1）患者さんの1例

　Aさん（30歳代女性）：第2子出産後より，咳，足のむくみが出現，家の近くの医院で診察を受け咳喘息と診断されて薬を処方されました。半年程度でむくみは引いたので通院は止めましたが，咳は続いており，また疲れやすくなっていました。1年半ほど経った頃からベビーカーを押して歩くと息切れを感じるようになり，階段も2階まで休まずに昇ることができなくなりました。再度家の近くの医院で診察を受けましたが，その帰途に気分不良となり，気を失ってしまいました。すぐに意識は戻りましたが，救急車で運ばれた市内の大きな病院で，肺高血圧症の疑いがあるといわれ，岡山医療センターに転院することになりました。

　細かいことはよくわかりませんでしたが，大変な病気であるらしいことだけは理解でき，ショックでした。入院後は心臓カテーテル検査を含め多くの検査を受け，特発性PAHと診断されました。平均肺動脈圧が60mmHgもある重症の肺高血圧症なので，体にチューブを入れて24時間薬を注入する治療が必要であるといわれ，すぐに治療が始まりました。集中治療室を出る頃には，動いたときの息切れが以前より軽くなっていることに気づきました。

　退院後の日常生活では，塩分・水分制限や持続静注療法のために使用しているポンプやチューブのトラブルなど，初めてのことで戸惑ったり不安になったりすることもたくさんありましたが，そのたびに岡山医療センターや先生に直接電話やメールで相談し，外来でいろいろと教えてもらいながら，治療を続けました。治療開始1年後には，肺の血圧は正常化し，家事労働では何の症状も感じなくなりました。その後も治療薬の調整が続き，治療開始2年を経た今では，もうじき持続静注を離脱できそうなくらいに改善しています。

2）岡山医療センターでの治療の実際（図2）

　岡山医療センターでは，2003年5月より積極的に肺高血圧症の治療を開始しました。以来，現在までに800名以上の肺高血圧症患者さんの診療を行ってきました。岡山県の周辺地域の方のみでなく，北海道から九州まで全国各地から受診され，最近では海外からの患者さんも受け入れています。

　最近の治療の進歩によっても，これまでに報告されているPAH患者さんの余命はかなり短く，海外からの報告では平均余命は5～6年でしかなく，重症の難治性疾患とされています[3]。これは欧米での一般的な治療が，症状が軽い状態の維持を目指す消極的なものでしかないからです。早期のがんが無症状であっても，放置すれば早晩命にかかわるのと一緒で，症状が軽いからといっても肺高血圧症が持続している限り，病気の進行を止めることはで

図2．岡山医療センター肺高血圧症治療チーム

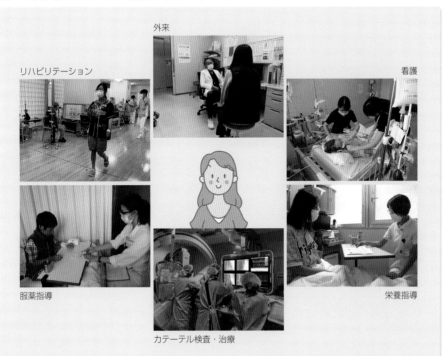

外来

リハビリテーション

看護

服薬指導

カテーテル検査・治療

栄養指導

きません。そのため，岡山医療センターでは，早期から積極的に治療を行い，肺動脈圧をできるだけ正常に近い状態まで下げることを目標に治療を行っています。その結果，治療成績はかなりよくなり，5年生きられる確率は90％以上[4]，平均余命は20年を超えています。CTEPHの患者さんの場合には，海外でもわが国でも，肺動脈圧をできるだけ正常に近い状態まで下げることを目標に治療が行われており，やはり良好な治療成績が得られています。肺高血圧症をもちながら学校生活を送り，あるいは家事や仕事などに従事している方も少なくありません。

時につらい，厳しい場面に直面しつつも肺高血圧症と闘っている患者さんたちの努力に加え，循環器内科医師，リハビリテーション科医師，看護師，理学療法士，薬剤師，管理栄養士など，多職種の医療従事者がそれぞれの立場から力を合わせて治療を行っています。また，同意をいただいた方々のご協力により，さまざまな研究も進行しています。岡山医療センター肺高血圧症治療チームは，新たな診断方法やよりよい治療法を確立し，肺高血圧症

と診断された方の未来をよりよいものにするために日々努力しています。

3）肺高血圧症と上手に付き合うためにはどうしたらよいか

病気と治療についてよく理解すること，主治医の先生の話をよく聞いてわからないことは相談すること，自分の病気の現在の状態や体調の変化，生活上の注意などについてよく把握すること，体調の変化を捉えて主治医に相談すること，などが大切です。主治医の先生は診察や検査の結果から病気の状態を分析して，治療法を考えています。

しかし，それだけが治療ではありません。食生活や活動の制限など主治医から指示されたことをあなた自身が守って続けていくことも大切な治療です。肺高血圧症の治療は，あなた自身と主治医の先生と両方で行っていくものです。この点を忘れず，前向きに病気と付き合っていきましょう。

文　献

1）日本循環器学会，日本肺高血圧・肺循環学会，日本呼吸器学会，他．肺高血圧症治療ガイドライン（2017年改訂版）．

https://www.j-circ.or.jp/cms/wp-content/
uploads/2017/10/JCS2017_fukuda_h.pdf
（閲覧：2022-11-2）.

2）Ogawa A, Satoh T, Fukuda T, et al.
Balloon Pulmonary Angioplasty for
Chronic Thromboembolic Pulmonary
Hypertension：Results of a Multicenter
Registry. Circ Cardiovasc Qual
Outcomes. 2017；10：e004029.

3）Hoeper MM, Pausch C, Grünig E, et al.
Temporal trends in pulmonary arterial
hypertension：results from the
COMPERA registry. Eur Respir J.
2022；59：2102024.

4）Sugiyama Y, Matsubara H, Shimokawahara
H, et al. Outcome of mean pulmonary
arterial pressure-based intensive
treatment for patients with pulmonary
arterial hypertension. J Cardiol. 2022；
80：432-40.

松原　広己
独立行政法人国立病院機構岡山医療センター

第 2 章

肺高血圧症で
悩まないために

肺高血圧症で悩まないために
～看護師からのメッセージ～

 **はじめに
岡山医療センターで
受けられるケア**

　肺高血圧症と診断されたとき，「これから，どうなるのか」，「どんな治療があるのか」，「どんな生活になるのか」など，どれほど不安な気持ちになったことでしょう。肺高血圧症がきわめてまれな疾患であることから，自分の周囲に同じ病気の患者さんがいない，認知度が低く周囲の理解が得られないなど，心細い思いをしておられるかもしれません。

　病気の特徴や治療法については第1章（p.7）でご紹介したとおりですが，岡山医療センターでは専門医が高度な治療を提供するのみならず，医師・看護師・薬剤師・理学療法士・栄養士がチームを組んで肺高血圧症患者さんの治療・管理に携わっています。

　本章では，①岡山医療センターに通院・入院されている肺高血圧症患者さんの内訳，②肺高血圧症患者さんの入院，③社会生活上の注意点，④よりよい生活を送るための心構え，について解説していきます。

2 **肺高血圧症にはどんな
患者さんがいる？**

　肺高血圧症といっても，さまざまな種類のものがあります。肺動脈性肺高血圧症（PAH）や肺静脈閉塞症（PVOD）など肺の血管そのものの異常による肺高血圧症，先天性心疾患や左心系心疾患が原因で起こる肺高血圧症，肺線維症や慢性閉塞性肺疾患などの呼吸器疾患や低酸素血症に続発する肺高血圧症，血栓により肺動脈が狭くなる慢性血栓塞栓性肺高血圧症（CTEPH），その他全身性疾患に伴う肺高血圧症の5つの種類に分けられます。これらの肺高血圧症はまれな疾患とされています

が，岡山医療センターには全国各地からたくさんの肺高血圧症患者さんが受診されます。岡山医療センターに入院する肺高血圧症患者さんの多くはPAHとCTEPHの患者さんです。

PAH患者さんに対しては，「薬剤師からのメッセージ」(p.26参照)で詳しくご紹介しているような薬物療法を行いますが，入院が必要となるのは，肺高血圧症の診断や治療開始，治療効果判定のカテーテル検査時のほか，内服治療だけで病状を安定させることが難しい患者さんへのエポプロステノールやトレプロスチニルなどのプロスタサイクリン持続静注療法導入などを行うときです。また，CTEPHの患者さんに対しては経皮的肺動脈バルーン拡張術(BPA)や外科的な肺動脈血栓内膜摘除術(PEA)を目的に入院していただきます。そのほか，右心不全の悪化による入院や持続静注療法中のカテーテル感染による入院などもありえます。看護部では主に入院患者さんに対して，肺高血圧症の専門的知識をもった看護師が治療面・生活面・精神面まで含めたケアを行っています。

さらに岡山医療センターの外来には，内服治療のみの患者さんやプロス

ひとロメモ

遠方にお住まいの患者さんへ

　岡山医療センターの肺高血圧症患者さんは，北は北海道，南は鹿児島まで，全国各地の病院から紹介を受けて来院されています。通院が難しいと思われる遠方の患者さんでも，診断時やPAH患者さんのプロスタサイクリン持続静注療法導入時，CTEPH患者さんのBPAなどの高度な専門的知識が必要となる際だけ岡山医療センターで治療を行い，その後の通院治療は患者さんがお住まいの地域の医療施設が岡山医療センターと連携しながら行っています。

タサイクリン持続静注療法導入後に在宅治療となった患者さんがたくさん通院されています。たとえば2022年夏現在，約120人のPAH患者さんが全国から通院されています。CTEPHに対するBPAやPEAが終了して退院した後の患者さんも病気の状態を確認するために定期的に通院されています。

3 入院はどんなもの？

1）プロスタサイクリン持続静注療法導入入院とは？

　PAH患者さんのうち，内服での病状安定が難しくなってきた患者さんや入院当初から重症の患者さんでは，プロスタサイクリン持続静注療法を開始する必要があります。プロスタサイクリン持続静注療法がもたらす効果やその副作用については，「薬剤師からのメッセージ」をご参照ください（p.27「肺高血圧症治療薬の特徴と副作用を知ろう」参照）。

　プロスタサイクリン持続静注療法は入院中にだけ行うものではなく，退院後も在宅治療として続けていかなければなりません。在宅治療を行うためには，薬液の調整や管理，携帯型輸液ポンプの管理，カテーテル挿入部の管理などを患者さんご自身やご家族の方にやっていただかなければなりません。退院後，このようなことを続けていくためには，さまざまな技術と知識を必要とします。そのため，導入時には患者さんやご家族がプロスタサイクリン持続静注療法を継続できるよう，看護師と薬剤師が連携し，自信をもって安心して在宅管理ができるよう一人ひとりに合った方法で指導にあたっています。

　看護部では薬液溶解の方法や管理，静注用輸液ポンプの取り扱い・設定，カテーテルの管理，トラブルへの対処，日常生活についてなどの指導を行うほか，導入，退院にあたっての不安などに対しても心理的なケアを行います。

　岡山医療センターでは，患者さんの希望があれば入院期間中に同種のプロスタサイクリン持続静注療法をすでに行っている外来患者さんと面談する機会を設けています。できるだけ年齢や生活環境が近い方を選んでおり，患者さん同士でお話しすることで，持続静注療法を導入した後の実際の生活や注意点などを聞き，退院後の具体的な生活を想定できるようになるのです。

2）BPA入院とは？

　CTEPHの患者さんのうち，外科的なPEAの適応ではない患者さんに対しては，岡山医療センターでは2004年より全国に先駆けてBPAを実施しています。BPAは主として鼠径静脈

からカテーテル経由でバルーンカテーテルを挿入し，血栓によって詰まった肺動脈を拡張して肺動脈圧を改善させる治療です。

BPAを複数回実施することによって徐々に肺動脈圧が下がり，息切れが軽くなる，在宅酸素を減量・中止できるなど，生活の質が改善するCTEPH患者さんもおられます。手術後は合併

症として肺出血が起こる可能性もありますが，最近では治療方法も確立され，ほとんどの患者さんは合併症を起こすことなく治療を受けられています。

4 社会生活上で制限はありますか？

1）学校生活・会社などへの勤務について

PAHは比較的若い女性に起こりやすい病気です。学校生活を送る年代の患者さんが発症した場合，学校での活動においてどのような制限があるのでしょうか。これまでの経験上，肺動脈圧がしっかり下がるまでは，なるべく安静に生活するようにしていただいています。肺動脈圧が十分下がり，病状が安定すれば，徐々に活動範囲を広げることができます。患者さんのなかには，旅行に行ったり，趣味を楽しんだりしている患者さんが大勢おられます。病状安定に向け正しい治療を行うことで，自立した生活を送ることができるようになります。

CTEPHは，壮年期以降の女性に起こりやすい病気です。BPA治療を定期的に行っている間は，無理をせずな

ひとロメモ

もしものときのために

岡山医療センターでは，24時間対応でプロスタサイクリン持続静注療法患者さんからの緊急電話連絡やメールを受け付けています。退院時には病棟の電話番号とメールアドレス，セコムナースセンターのフリーダイヤルをお知らせしています。看護部ではカテーテル感染や輸液ポンプの故障など，よくあるトラブルとその対応策をマニュアル化していますので，患者さんはどの看護師が電話に出ても同じ対応を受けられるようになっています。また，退院時にはセコム医療システムの緊急連絡カードをお渡ししています。

るべく安静に生活するようにしていただいています。

　また，内服治療やプロスタサイクリン持続静注療法で状態が安定した後であれば，進学・就職・復職も可能です。PAH・CTEPHともに公費負担の対象疾患ですので，経済的な問題については医療費助成制度などを活用することができます。

２）妊娠・出産について

　肺高血圧症患者さん，特にPAHは若い女性に多い病気であることから，妊娠・出産についても気にされることでしょう。肺高血圧症患者さんでは，妊娠・出産時に循環血液量が増加してしまうこと，また出産時のいきみなどによって心臓に負担がかかってしまうことから，母子ともに危険が伴います。このため，妊娠・出産は難しく，基本的には「避けるべきこと（禁忌）」とされています。また，肺高血圧症の治療薬のなかには，妊娠中に服用してはいけないものもあります。実際に妊娠・出産をきっかけに肺高血圧症が悪化したという報告が多いことから，これらの点を十分に説明したうえで，患者さんにもご理解いただいています。

　このような危険性を理解したうえで，なお妊娠・出産を希望される方，また妊娠中に肺高血圧症と診断され妊娠継続・出産を希望される場合には，

ひとロメモ

**注意してほしい活動
（肺動脈圧が上がります）**

- ★いきむような動作
- ・布団の上げ下ろし
- ・重たいものを持ち上げる
- ・急に動く（ダッシュする）
- ★坂道や階段を昇ること

ひとロメモ

**こんな時はすぐに病院に
連絡・受診しましょう
（プロスタサイクリン
持続静注療法の患者さん）**

- ・発熱（他の症状の有無にかかわらず）
- ・カテーテルの挿入部が赤い，痛い，膿が出た
- ・カテーテルが切れた，抜けた

肺動脈圧，肺血管の抵抗値，右心室機能などを慎重に評価し，総合的なリスクを評価します。さらに薬剤の投与や維持，出産方法，出産後の育児が可能かなどを検討したうえで，ある程度危険性が低いと主治医が判断した場合のみ，患者さんとそのご家族とで相談します。そして，妊娠・出産の危険性と今後の方向性について合意が得られた場合に限り，出産に向け検討していくことになります。これまで，岡山医療センターでは数人の肺高血圧症患者さんが帝王切開で出産されました。しかし，これはあくまで状態が安定した患者さんの場合であり，あえてリスクの高い妊娠・出産を選択された非常にまれなケースです。肺高血圧症患者さんでは原則的に妊娠・出産は難しいとお考えください。

ひとロメモ

入浴時に気をつけること

　肺高血圧症の種類や治療にかかわらず，多くの患者さんにおいて，お風呂に入る一連の動作によって血中の酸素が低下してしまいます。具体的には，服を脱ぐ，着る，髪や体を洗う，浴槽に浸かるといった動作により息切れが起こるのですが，これらの動作をゆっくり行うこと，全身ではなく半身浴にすること，高さのある腰かけを使うこと，などの工夫によって改善できます。
　また，プロスタサイクリン持続静注療法を受けている患者さんでは，輸液ポンプにお湯がかからないようにする，カテーテルの挿入部を湯船の湯につけない，といった工夫も必要です。

5 よりよい生活を送るために

　この十数年で新しい治療方法や薬剤の開発が進み，肺高血圧症はかつてのようにむやみに恐れるべき難治性疾患ではなく，長期管理可能な慢性疾患になってきたといえるでしょう。岡山医療センターの患者さんには，寝たきりになったり，車いすでの生活を送っている方はほとんどいません。会社で仕事をしている方，結婚して主婦をしている方，学校に行って学生生活を送っている方もいます。患者さんが自分のやりたいことを我慢せず，よりよい生

23

活を送るために，治療開始と薬剤増量・追加のタイミングは非常に重要です。

　治療を開始するときにまずお伝えするのは，「肺動脈圧が下がって落ち着けば，自立した日常生活が送れるようになります。だから頑張って治療しましょう」という前向きな未来です。

　長く肺高血圧症と付き合っていくためには，普段の生活の自己管理がとても重要です。薬物治療はもちろん大切ですが，それだけではよくなりません。塩分や水分などの制限を守りながら，そこに自分なりの楽しみをみつけていくことで，長く肺高血圧症と付き合っていくことができるのです。

　岡山医療センターでは外来受診時にも看護師が同席し，ご自宅で困ってい

ひとロメモ

災害時に備え，非常用セットを準備しておきましょう

- ・数日分の内服薬，薬液・注射器などの物品，消毒材料
- ・お薬手帳のコピーなど，薬の内容のわかるもの
- ・緊急連絡カード
- ★自家用車のなかや会社，学校など，ご自宅以外の場所にも準備しておくと安心です。

ることはないか，心配なことはないかなど，お話を聞き，一緒に考え解決できるようにしています。

加賀宇芳枝
独立行政法人国立病院機構岡山医療センター看護部

第2章 第2節

肺高血圧症で悩まないために

～薬剤師からのメッセージ～

1 はじめに 肺高血圧症の治療法を知ろう

　肺高血圧症はこれまで，治療が難しい病気とされてきました。しかし，ここ20年で治療薬の研究開発が進み，治療効果の高い新薬が次々に登場しています。これらの薬剤により，肺の血管を拡げ，肺動脈圧を下げることができるようになり，患者さんがこれまで苦しめられてきた息苦しさや疲れやすさは大幅に軽減されるようになりました。患者さんが本人らしく暮らし，活動できる範囲も大きく広がっています。また，適切な時期に適切な治療を行うことで，肺高血圧症が進行しないようにすることも可能となってきています。

　肺高血圧症の治療では，患者さんの肺高血圧症の種類や重症度に従って治療法を選択することになります。肺動脈性肺高血圧症（PAH）の患者さんでは，内服薬だけで治療可能な患者さんもいれば，プロスタサイクリン持続静注療法が必要な患者さんもいます。また，慢性血栓塞栓性肺高血圧症（CTEPH）の患者さんでは，PAHと同様の薬による治療を行うほかに，カテーテルによる治療である経皮的肺動脈バルーン拡張術（BPA）や外科手術療法である肺動脈血栓内膜摘除術（PEA）に加えてPAHと同様の薬による治療を行うこともあり，多くの患者さんが劇的に改善しています。

　肺高血圧症の治療法としては，次のものがあります。

1）内科的治療

- ●酸素療法
- ●経口薬／皮下注・静注薬
  〈一般的な治療薬〉
  ①抗凝固薬

②利尿薬

〈肺血管拡張薬〉

③エンドセリン受容体拮抗薬(ERA)

④ホスホジエステラーゼ(PDE)5
　阻害薬

⑤可溶性グアニル酸シクラーゼ
　(sGC)刺激薬

⑥プロスタサイクリンおよび誘導
　体，選択的プロスタサイクリン
　(IP)受容体作動薬

2）外科的治療

●肺移植
●PEA

3）カテーテル治療

●BPA

2　肺高血圧症治療薬の特徴と副作用を知ろう

　ここでは，経口薬を中心とした
PAHの薬物治療についてご紹介しま
す。各薬剤の特徴とその副作用，対処
法などについて理解していきましょ

う。なお，以下に記載している薬剤は
当院で採用されている薬剤であり，
PAHを治療する経口薬の例です。

〈一般的な治療薬〉

①抗凝固薬

使用される薬剤：

ワルファリン(ワーファリン®錠)

　CTEPHの患者さんは血の塊(血栓)
ができて血管を詰まらせることが病気
の原因ですので，生涯にわたって服用
が必要です。PAHの患者さんでは基
本使用しません。

②利尿薬

使用される薬剤：

フロセミド錠，トラセミド錠，アゾセ
ミド錠，トリクロルメチアジド錠，ス
ピロノラクトン錠，トルバプタン(サ
ムスカ®錠)

　肺高血圧症の患者さんでは，心臓に
大きな負担がかかって心臓が十分に働
かなくなることがあります。これを心
不全といいます。心不全が進行してく
ると過剰な水分が体に溜まり，呼吸苦
などの症状として現れます。さらに心
臓や肺に負担をかけることになりま
す。それを軽減するために，利尿薬で
体内に溜まっている過剰な水分を体外

に出します。

〈肺血管拡張薬〉

　肺血管拡張薬は，PAHやCTEPHに対して使用されます。PAHに対しては病態や重症度に合わせて肺血管拡張薬を併用して治療することが推奨されており，重症のPAHでは治療初期から複数の薬剤をほぼ時間差なく用いる初期併用療法が主流です。

③エンドセリン受容体拮抗薬（ERA）

使用される薬剤：

マシテンタン（オプスミット®錠），アンブリセンタン（ヴォリブリス®錠）

　肺高血圧症患者さんでは，血液中や肺組織中にエンドセリン-1という強力な血管収縮物質が多く存在しており，肺動脈圧の上昇の一翼を担っています。ERAはエンドセリン-1の血管収縮作用を抑え，肺高血圧を改善することができます。

＊副作用：飲み始めや増量時に頭痛，ほてり感が出現することがあります。ほかに貧血や鼻づまり，むくみ，肝機能障害（体のだるさや疲労感）などの症状が出る場合があります。また，肝機能障害が起きた場合は，別の薬剤に切り替えることもあります。

ひとロメモ

グレープフルーツ‘風味’は大丈夫！

　PAHの治療薬のうち，ボセンタンやタダラフィルはグレープフルーツジュースと一緒に飲むと相互作用を起こし，薬の効果が強くなって副作用が出てしまうおそれがあります［苦味成分であるベルガモチン（DHB）が含まれるグレープフルーツ，文旦，橙なども同様です］。ただし，グレープフルーツ味のグミや飴，ゼリー，ケーキなどのグレープフルーツ果汁や果実の入っていない‘風味’だけのものなら大丈夫。また，同じ柑橘類でもみかんやすだちにはDHBはほとんど含まれていません。何でも我慢してしまわずに，酸味を楽しみましょう。

④ホスホジエステラーゼ（PDE）5阻害薬

使用される薬剤：

タダラフィル（アドシルカ®錠），シルデナフィル（レバチオ®錠）

　PDE5阻害薬は，血液中や肺組織中に存在するPDE5の活性を阻害することで，肺動脈拡張作用をもつcGMPと

いう物質の分解を抑制します。その結果，肺の血管が拡がり肺高血圧を改善することができます。

　なお，1日1回内服するタダラフィルと1日3回内服するシルデナフィルがありますが，患者さんの状況に応じて使い分けています。

＊副作用：飲み始めや増量時に頭痛，ほてり感が出現することがあります。また，貧血のほかに目のかすみや視力の低下が起こる場合がありますので，異常を感じたら主治医に相談してください。

⑤可溶性グアニル酸シクラーゼ（sGC）刺激薬

使用される薬剤：
リオシグアト（アデムパス®錠）

　sGC刺激薬は，sGCを刺激・活性化することで血管の拡張に関わるcGMPを増加させます。その結果，肺の血管が拡がり肺高血圧を改善することができます。sGC刺激薬はPAHだけでなく，CTEPHでも使用可能な薬剤です。BPAの待機症例やBPAあるいはPEA術後に肺高血圧症が残存する症例に対して使用します。

　肺動脈圧だけでなく体血圧も過度に

低下するおそれがあるため，同じ作用をもつPDE5阻害薬との併用はできません。また，硝酸薬や抗真菌薬，プロテアーゼ阻害薬との併用もできません。

＊副作用：飲み始めや増量時に頭痛，めまい，ほてり，鼻づまり，消化不良，吐き気，下痢などが出現することがあります。

⑥プロスタサイクリンおよび誘導体，選択的プロスタサイクリン受容体（IP）作動薬

使用される薬剤：
エポプロステノール（フローラン®注），トレプロスチニル（トレプロスト®注），セレキシパグ（ウプトラビ®錠），ベラプロストナトリウム錠

　肺高血圧症患者さんでは，肺のなかに存在するプロスタサイクリンという強い血管拡張作用と血小板凝集抑制作用（血管内に血液の塊ができるのを防ぐ）をもつ物質の産生が低下しています。プロスタサイクリン製剤およびIP受容体作動薬はこれを補充するための薬剤です。

　プロスタサイクリン製剤には経口薬と注射薬（持続静脈内投与，持続皮下

投与）があります。IP受容体作動薬は経口薬のみです。

ワルファリンカリウムなどの抗凝固薬や抗血小板薬を投与している患者さ

新たに登場したIP受容体作動薬セレキシパグとは？

　強力な肺血管拡張効果を発揮するプロスタサイクリン製剤ですが，血中で効果を維持できる時間が極端に短く，注射薬として静脈や皮下から持続的に投与する必要がありました。しかし近年，経口投与が可能で作用が長時間持続するIP受容体作動薬セレキシパグが開発されました。

　セレキシパグはPAHだけでなく，CTEPHでも使用できる1日2回服用の経口薬です。一人ひとりの患者さんによって最適な用量が異なるため，身体の調子や副作用を確認し，主治医の先生と相談しながら少ない量から徐々に薬の量を増やし，最適な用量を見極めて服用量を設定します。副作用が強く出てしまう場合などは減量を検討しますが，身体が薬に慣れると副作用の症状が軽減することもあります。

Q 複数の薬を併用して頭痛が起きる場合，どうしたらいいですか？

A 　岡山医療センターでは，頭痛などの副作用が強い方に対しては1回に内服する量を減らしたり（例：1日に1回2錠服用するPDE5阻害薬を朝夕1錠ずつに分ける），投与時間をずらしたり（例：1日2回朝・夕食後に服用するERAと1日1回のPDE5阻害薬を昼食後にする）して，副作用を減らす工夫をしています。頭痛などの副作用が強く出る場合には**必ず主治医や薬剤師と相談のうえで副作用を軽減する**方法を考えていきましょう。

んでは出血の危険性を高める場合があります。

＊副作用：頭痛や顔面の紅潮，ほてり，吐き気や下痢，血圧低下が現れる場合があります。さらに静注薬では，導入から2～3日後にあご（顎下腺）の痛みが出現します。食事をするとき，最初のうちは痛みを感じますが，多くの場合徐々に軽減していきます。

さまざまな経口薬が登場し，患者さんにとっても選択肢が広がっていますが，病状によっては経口薬で十分な効果が得られない可能性もあります。その場合は，早めに次の治療法を検討し，プロスタサイクリン持続静注または皮下注療法を開始する必要があります。

3 エポプロステノール持続静注療法導入入院と切り替え入院

プロスタサイクリン，なかでもエポプロステノールの持続静注療法は，PAHに対する最強の内科的治療です。エポプロステノールはいったん血液中に入るとごく短時間で分解されるため，24時間持続して薬液を静脈内に注入する必要があります。エポプロステノール持続静注療法を開始するとき

顔が赤くなり，困っています。よい対策はありますか？

PAH患者さんには女性が多く，顔の赤みを気にする方はたくさんいます。岡山医療センターのPAH患者さんが作る患者会では化粧品メーカーの方を招き，ファンデーションで赤みをうまく隠す方法について聞く，といった取り組みをしたことがあります。
顔が赤くなるのは薬がよく効いて血流がよくなっていることを意味しますが，どうしても気になる方にはファンデーションでのカバーをお勧めします。

には入院していただきます。持続静注療法を開始して病状が改善・安定した患者さんは，携帯型の精密輸液ポンプを用いて在宅で継続して行うことになります。そのため，入院中に薬液の用意や交換・補充などを十分に練習し，習得しなければなりません。

1）エポプロステノール導入入院とは？

他院からの紹介で岡山医療センターに来院される肺高血圧症患者さんの多くは重症であり，入院してエポプロステノールを導入される方が少なくありません。内服治療と違って，24時間，毎日，持続静注で体に薬を入れ続ける治療であることから，ほとんどの患者さんが不安を感じています。それを少しでも和らげるために，導入前の説明時はもちろん，導入2〜3日後にも薬剤師が患者さんのベッドサイドに伺って相談を受け，説明を行います。導入2〜3日後というと，ほとんどすべての患者さんが経験する，エポプロステノールの副作用の1つであるあごの痛みが現れていますので，増量に伴う体調変化やその症状による不安を軽減することを第一に考えて相談を受けるようにしています。

また，入院中にエポプロステノールの量はどんどん増えていきます。それに伴ってさまざまな体調変化・不良が

Q 使用済みのバイアルは
どのように廃棄したらよいですか？

A 使用済みのバイアルは一般ごみとして廃棄しないでください。岡山医療センターでは薬剤部窓口にバイアル廃棄ボックスを設置し，定期受診時に持参いただいて廃棄できるようにしています。受診先の病院に使用済みアンプルの扱いを確認し，廃棄ボックスなどの対応があれば活用するようにしましょう。

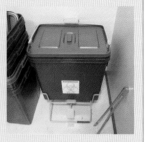

みられますので，薬剤師がたびたび面会に伺い，相談を受けています。

2）退院後，在宅ではどうする？

退院後，カテーテル挿入部に赤みや痛み，腫れなどが起こる場合，カテーテル感染の可能性があります。カテーテル感染が起きた場合には，早急な対処をして，悪くならないうちに食い止めることが必要です。岡山医療センターでは，患者さんの退院時に抗生物質を1週間分お渡しし，自宅に持って帰ってもらい，カテーテル感染時の服用を指導しています。また，症状がひどくなったり，熱が出たりする場合には主治医に連絡をとっていただきます。

また，退院後もエポプロステノールの増量は続きますので，多くの在宅患者さんで下痢や吐き気などの副作用が問題となることがあります。症状がひどい場合は主治医にすぐ連絡をとり，相談するようにしてください。

3）エポプロステノール持続静注療法から他剤への切り替え入院

近年，岡山医療センターではエポプロステノール持続静注療法から離脱できる患者さんが増えました。一部の患者さんでは，最終の離脱時にIP受容体作動薬に切り替えることもあります。外来通院中にエポプロステノールを十分減量できた後，入院管理下でエポプロステノールを徐々に減らしながら，並行してセレキシパグを徐々に増やしていくことで安全に切り替えを行います。

また，外科的手術などの予定がある患者さんにおいても，エポプロステノール持続静注療法から一時的にトレプロスチニル持続静注投与に切り替え，術後に再度切り替えることがあります。

4　薬を飲むときに気をつけたいこと

PAH患者さんは複数の薬剤を服用している場合が多く，ほかの薬剤や飲食物・サプリメントとの飲み合わせに気をつける必要があります。

●PDE5阻害薬，sGC刺激薬⊕
　硝酸薬（ニトログリセリン，硝酸イソソルビドなど）
　→血圧が下がりすぎる危険があり

ます。

●ボセンタン⊕

　セント・ジョーンズ・ワート

→ボセンタンの作用が低下します。

●ボセンタン⊕

　グレープフルーツ（ジュースを含む）

→ボセンタンの作用が増強します。

●ワルファリンカリウム⊕

　納豆，青汁，クロレラ，ビタミンK，セント・ジョーンズ・ワート

→ワルファリンカリウムの作用が低下します。

※ビタミンK：骨粗鬆症の予防や血液凝固に効果を発揮する。

※セント・ジョーンズ・ワート：ハーブの一種で，抗うつ作用があるサプリメント。

　また，肺高血圧症では女性の患者さんが多く，貧血になっている方が多くいらっしゃいます。さらにERAやPDE5阻害薬を服用しているPAH患者さんでは，その副作用により貧血を起こすことがあります。貧血予防には食事療法が有効ですが（p.52「②食品に含まれる栄養素について」参照），小腸で吸収されやすい動物性のヘム鉄を効率よく補給できる鉄剤のサプリメントもお勧めです。ただし，食品からの摂取とは異なり，鉄分を過剰摂取してしまう危険性もあります。サプリメントを利用する場合は**主治医とご相談ください**。

ひとロメモ

貧血って何だろう？

　貧血とは，酸素を体中に運搬する血液中の赤血球，ヘモグロビンが減少している状態です。貧血では体中が「酸素が足りない状態」になりやすくなっています。これは急に立ち上がったときにふらっとする起立性低血圧（脳貧血）とはまったく別のものです。原因としては，鉄やビタミンB_{12}などの不足などがあります。自覚症状がなくても血液検査の結果を参考に，自分が貧血かどうかを常に注意するようにしましょう。

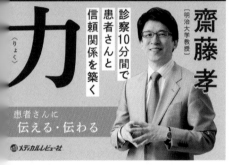

ひとロメモ

「一包化」をご存じですか？

「一包化」とは，朝・昼・晩・食前・食後など同じタイミングで服用する数種類の薬剤を1つの袋にまとめることを指します。飲み間違いや錠剤の紛失を防ぐほか，手などが不自由で薬を取り出すことが難しい方にとって便利な調剤方法です。岡山医療センター薬剤部では一包化に対応しています。

通院している医療機関が一包化に対応していない場合は，患者さんやご家族が近隣の保険薬局に院内投薬された薬剤を持参し，一包化してもらう「外来服薬支援」という制度もあります。服薬支援の必要性があるかどうかを処方医に確認し，了承を得たうえで利用を検討してみてください。

ひとロメモ

ジェネリック医薬品って何だろう？

「ジェネリック医薬品（後発医薬品）」とは，先発医薬品（＝新薬）の特許が切れた後に製造・販売される医薬品で，先発医薬品と同じ有効成分を同量含み，先発医薬品と同じだけの効き目があると認められたものをいいま

す。ジェネリック医薬品は先発医薬品に比べて薬の値段を低く抑えられるため，慢性的な病気で薬を長期間服用している患者さんでは薬代の削減につながります。

かかりつけ薬剤師・薬局を持ちましょう

　服用する薬剤の数・種類が多い肺高血圧症患者さんは複数の薬局で薬剤を受け取ることも多く，処方薬剤の一元的かつ継続的な把握が困難になってしまいがちです。薬剤の効果を十分に発揮し，副作用の発生を防ぐためには，患者さん一人ひとりの服薬状況を正確に把握する必要があります。

　そこで，「かかりつけ薬剤師・薬局」を決めておくことをお勧めします。一人の薬剤師が患者さんの服薬状況を1つの薬局でまとめ，継続的に管理する機能で，休日や夜間などでも薬剤の受け渡しや相談ができ，薬剤師による在宅訪問や残薬確認なども可能になります。いつでも気軽に，自分の病気と薬剤について相談できるかかりつけ薬剤師・薬局を持ってみませんか？

竹山　知志・唐川　雅生・森永　桃子
独立行政法人国立病院機構岡山医療センター薬剤部

第2章

第3節

肺高血圧症で悩まないために
～理学療法士からのメッセージ～

1 はじめに

1）動作時の息切れ・易疲労感の原因

運動は筋肉の活動によって行われますが、その際に酸素が必要です。血液によって供給された酸素は筋肉において消費され、二酸化炭素が産生されます。酸素は呼吸により大気中から取り入れられ、肺の毛細血管において二酸化炭素と交換され血液に受け渡されます（ガス交換）。全身に流れる血液の量は心臓によって調節されます（図1）。

肺高血圧症の患者さんでは、動作時に肺の毛細血管の血液量が十分に増加しないため、ガス交換が障害されます。その結果、血液中の酸素濃度が低くなり、全身に十分な酸素が行き渡らなくなるため、息切れや易疲労感が生じます。さらに、体力や筋力が低下すると症状が増強されることがあります。

2）リハビリテーションとは

動作時の息切れや易疲労感を軽減

図1. 肺・心臓・筋肉の結びつき

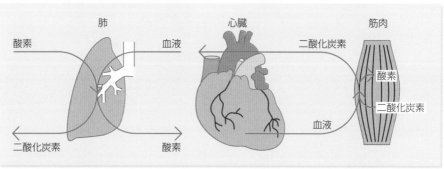

（安藤守秀. Ⅱ. 評価の知識―運動負荷検査.『呼吸運動療法の理論と技術』（本間生夫 監修）. 東京：メジカルビュー社；2003, p.96より改変）

し，楽に動けるようにすることによって，生活をより豊かにすることがリハビリテーションの目的です。大きく２つのポイントがあります。①リハビリテーションは運動療法だけではないということ。正しい呼吸方法を身に着けることや日常生活の動作方法を見直すことも重要です。②運動療法は治療により病状が改善し安定した後に，必ず医師の指示に従って行うこと。間違った方法やタイミングでは心臓や肺動脈に負担がかかり，病気が悪化するおそれがあります。運動療法を開始する時期や運動量は決して自己判断しないようにしてください。これらを念頭に置いて，リハビリテーションを実施していきましょう。

2 正しい呼吸方法を身につける

わたしたち人間は１日に約２～３万回の呼吸を行っています。肺高血圧症の患者さんでは浅く速い呼吸になる傾向があり，ガス交換の効率が悪くなってしまいます。また，浅く速い呼吸では，呼吸に使う筋肉が疲労しやすくなります。これらを改善するために，普段から深くゆっくりとした呼吸を意識してみましょう。焦らず，鼻から息を深く吸いこみ，口から息をゆっくり吐き出すようにします（**図２**）。まずは，朝起きたときと夜寝る前に５～10回行う習慣をつけてみてはいかがでしょうか。慣れてきたら，歩行や家事などの日常生活動作中にも取り入れていき

図２．呼吸方法

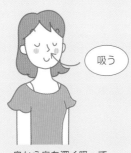

鼻から息を深く吸って

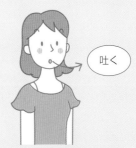

吸うときの２倍の時間をかけて
ゆっくりと口から息を吐き出しましょう。

ます。

3 息切れが生じやすい 日常生活の動作方法を 見直す

1）階段昇降

　階段昇降は，最も息切れが生じやすい動作の1つです。深くゆっくりとした呼吸方法を取り入れながら，自分に合った「吸う」，「吐く」のリズムを身につけましょう（図3）。平地でも長い距離を歩く場合は，このような呼吸方法によって息切れが軽減することがあります。

2）息切れが生じやすい動作

　肺高血圧症の患者さんでは，次のような日常生活の動作において息切れを起こすことがあります。

・息を止める・こらえる動作：洗顔／しゃべる／排便／ものを持ち上げる
・腹部を圧迫する動作：靴下やズボンをはく
・前かがみになる動作：掃除機をかける／ふき掃除をする／風呂掃除をする
・腕を上げる動作：上着の着脱／髪を洗う／洗濯物を干す
　環境や動作方法を工夫することで，

図3．階段をのぼるとき

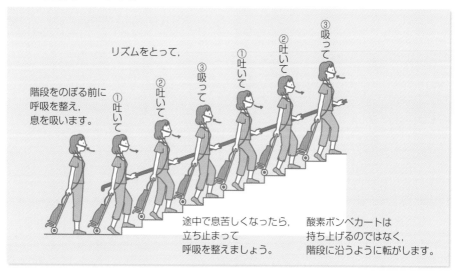

リズムをとって，
①吐いて ②吐いて ③吸って ①吐いて ②吐いて ③吸って

階段をのぼる前に呼吸を整え，息を吸います。

途中で息苦しくなったら，立ち止まって呼吸を整えましょう。

酸素ボンベカートは持ち上げるのではなく，階段に沿うように転がします。

これらの動作中の息切れを軽減できることがあります（図4）。

3）休憩について

　動作中は，小まめに休憩をとることが重要です。階段をのぼっている途中など，息切れを感じればそこで立ち止まり呼吸を整えます。壁などに寄りかかったり，椅子などに座ってもいいでしょう。いくつかの動作を連続して行う場合は，動作を1つ終えるごとに休憩を入れるようにしましょう（例えば，階段をのぼった後に休憩，トイレに行った後に休憩など）。

4）動脈血酸素飽和度（SpO_2）測定の必要性

　肺高血圧症の患者さんでは，動作中に血液中の酸素濃度が低くなっていても，息切れの自覚症状に乏しい方が多

図4．日常生活における工夫

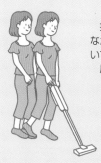

　掃除機は，前かがみにならないように，重心を前後に移動するようにしながらかけましょう。スティック型やフローリングワイパーを使うのもよいでしょう。呼吸は自分に合った「吸う」，「吐く」のリズムで行います。
　風呂掃除は長い柄のついたスポンジを使うとよいでしょう。

　入浴時の洗体・洗髪は高めの椅子に座って行いましょう。洗面器を使うと，前かがみの姿勢や重たい湯を持ち上げる動作が繰り返されるため，息切れが生じやすくなります。シャワーを使うとよいでしょう。椅子はなるべくシャワーの近くに置いて，体が前かがみにならないようにするのもポイントです。
　洗髪は少し頭を傾けて，片腕ずつ挙げて行います。息を止める動作になりますので，5秒程度で休憩しながら行いましょう。

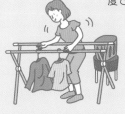

　洗濯物を干すとき，物干し竿が高い位置にあると息切れが生じやすいため，肩～腰の高さに下げましょう。前かがみの動作の反復を防ぐために，洗濯物をあらかじめハンガーなどにかけておいたり，洗濯かごを高めの台に置いておくとよいでしょう。

くいらっしゃいます。息切れを感じな
くても，パルスオキシメーターを使い
SpO_2を確認する習慣をつけましょう。

　体内の酸素量が低下すると，心臓に
も負担がかかっていると考えられま
す。不整脈などが生じる危険性があり
ます。また，肺の血管が収縮すること
により肺動脈圧が上昇し，病気を悪化
させる恐れがあります。

5）在宅酸素療法（HOT）を 使用している場合

　HOTが必要となり，酸素吸入をさ
れている方が多くおられます。「トイ
レに行くちょっとの時間ぐらいなら吸
入しなくてもいいかな…」，「外出する
ときは酸素ボンベが荷物になるし見た
目も気になるから吸入しなくてもいい
かな…」，「酸素ボンベがすぐ空になる
から酸素の量を少し減らしてもいいか
な…」など，自己判断で酸素吸入をや
めたり，酸素量を調整したことはない
でしょうか。動作中は体内の酸素濃度
が低下しやすいため，酸素吸入が特に
必要です。薬物療法と同じように，酸素
療法も大切な治療の1つですので，医
師からの指示をしっかり守りましょ
う。

4　運動療法

　運動療法によって動作時の息切れの
軽減や体力・筋力の向上が期待できま
す。また，動けるようになることで自
信がつき，不安やうつ症状などが改善
することもあります。しかし，運動療
法はすべての肺高血圧症の患者さんが
行っていいということではありません。

　治療により病状が改善し数ヵ月安定
すれば，運動療法の開始を考慮しま
す。ただし，**開始する時期や運動量は
自己判断するのではなく，必ず医師の
指示に従ってください。**

1）自分に適した運動療法を 行いましょう

　有酸素運動を中心に行います。有酸
素運動とは体内に酸素を十分に取り入
れながら行う運動のことです。

　散歩・ウォーキング・自転車エルゴ
メーターなどがあります。

　頻度，強さ，持続時間は医師の指示
に従ってください。

　最初は病院で専門のスタッフの監視
のもと，低負荷，短時間から行いま
す。自覚症状としては，「楽だな」と感

じる程度から始めます。慣れてきても「ややきついな」と感じる程度までが適切な運動の強さの目安です。心肺運動負荷試験という検査を行い，運動能力を評価し，最適な運動量を決める場合もあります。

2）運動を行う際の注意点

・寝不足や疲れが残っているとき，体調が悪いときなどは無理せずに休みましょう。

・食事直後の運動は避け，最低1時間はあけるようにしましょう。

・運動前に準備体操，運動後に整理体操を行いましょう。

・運動中，「きつい」以上の息切れや疲労感，ふらつき，気分不良，動悸，胸の痛みを感じたときには運動を中止しましょう。

・運動は血圧，脈拍数，SpO_2を測定しながら行いましょう。運動前，運動中の中止基準は医師の指示に従ってください。

リハビリテーションの流れ（実施例）

① 血圧・脈拍数・SpO_2の測定　運動前に測定し記録します。

② 準備体操

肩の上げ下げの運動

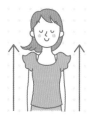

息を吸いながら肩を上げます。

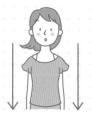

息を吐きながら肩を下げます。

肩まわりの運動

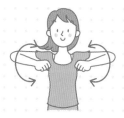

肩を大きく回します。

首の運動

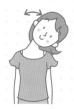

首を左右に倒します。

側胸部の運動

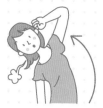

息を吐きながら，
上体を左右にゆっくり倒して
胸郭をストレッチします。

前胸部の運動

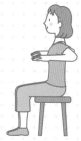

肘を後ろにゆっくり引き，胸を
張るようにストレッチします。

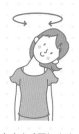

首を大きく回します。

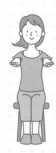

息を吐きながら，上体を左右にゆっくり回します。

ふくらはぎを伸ばす運動
（各20秒×3セット）

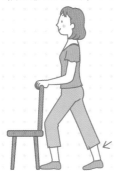

椅子に手を置き，片足を後ろに下げます。
下げた足のかかとをしっかり床につけ，
ふくらはぎが軽く張る程度で止めます。

太ももの前面を伸ばす運動
（各20秒×3セット）

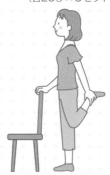

椅子に片手を置き，
もう片方の手で後ろから足を持ちます。
太ももの前面が軽く張る程度で止めます。

※呼吸を止めずに，息を吐きながら行いましょう。
※転倒のおそれがある場合は，立位で行わず，臥位で行いましょう。
（④整理体操を参考にしてください。）

❸ 上下肢筋力トレーニング・有酸素運動（いずれも，必ず医師の指示のもと行ってください）

上肢の筋力トレーニング 空の500mLのペットボトルを使用するとよいでしょう。
慣れてきたら，きつくない範囲で，水の量を徐々に増やして
いきましょう。

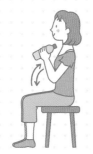

肘をゆっくり曲げたり
伸ばしたりします。

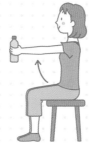

おもりを縦に持ちます。
肘を伸ばした状態で腕を前から
肩の高さまで上げ3秒間止めます。

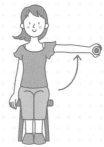

手のひらを下に向けるように
おもりを持ちます。肘を伸ばした
状態で腕を横から肩の高さまで
上げ，3秒間止めます。

下肢の筋力トレーニング　　座位→臥位→立位の順で負荷が強くなります。
ご自身の筋力に合わせて，無理のない範囲で行いましょう。

・座位（軽い負荷）

太ももの筋力トレーニング

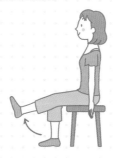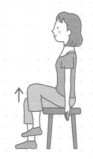

ゆっくりと膝を伸ばして
3秒間止めます。

ゆっくりと太ももを持ち上げて
3秒間止めます。

・臥位（中くらいの負荷）

太ももの筋力トレーニング

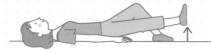

膝を伸ばした状態で足を上げ，3秒間止めます。
※反対側の足は膝を立てて行いましょう。

お尻の横側の筋力トレーニング

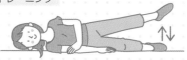

膝を伸ばした状態で足を真上に上げ，3秒間止めます。

お尻の後面の筋力トレーニング

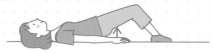

両膝を立てた状態でお尻を上に上げ，3秒間止めます。

・立位（強い負荷）

ふくらはぎの筋力トレーニング

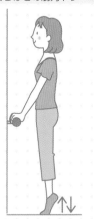

ベッド柵や手すりを持ち，
つま先立ちを行い，
3秒間止めます。

太ももの筋力トレーニング

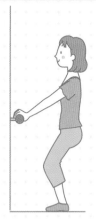

ベッド柵や手すりを持ち，膝を曲げ，
3秒間止めます。背中が曲がらない
ように気を付けます。

有酸素運動

散歩

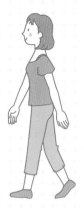

自転車エルゴメーター

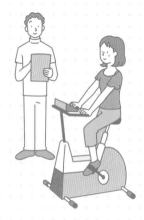

❹ 整理体操

疲れを残さないために，ストレッチを行います。

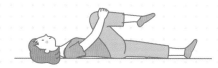

仰向けになり，片足の膝を抱え，
反対の足を伸ばします。

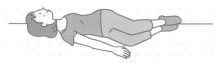

両腕を広げ，立て膝をして，
両膝を左右に倒し，腹部をひねります。

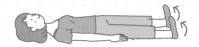

つま先を上に向け，
アキレス腱を伸ばします。

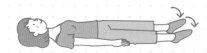

つま先を下に向け，
足の前側を伸ばします。

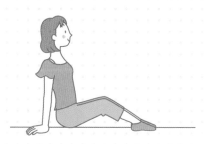

上体を起こし，胸を張ります。

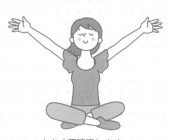

大きく深呼吸します。

❺ 血圧・脈拍数・SpO₂の測定

運動後にも測定し，記録します。

5 さいごに

「運動をしないと，体力や筋力がどんどん落ちてしまうのではないのだろうか」と不安になることがあるかもしれません。しかし，患者さんそれぞれで病状が異なります。決して焦ることなく，自分に適したリハビリテーションを行っていくことが大切です。

勝部　翔・中野　綾乃・西﨑　真里
独立行政法人国立病院機構岡山医療センターリハビリテーション科

肺高血圧症で悩まないために
～栄養士からのメッセージ～

はじめに

　肺高血圧症患者さんに食事についての聞き取りをすると，どのような食事をとればよいか困っている方が多い印象を受けます。医師や看護師から，「バランスのよい食事を」，「塩分が多い食品は控えて」といわれているかと思いますが，実際，何をどれくらい食べればよいのか？なぜ塩分の制限が必要なのか？と疑問を抱いている方が多いのではないでしょうか。

　このような疑問に答えるとともに，治療中に無理のない生活を営むために必要な食事の注意点について，5つのトピックス，①体重管理，②食品に含まれる栄養素，③お酒・たばこが身体に及ぼす影響，④減塩と水分制限，⑤食品中の塩分量を知ろう，を挙げました。

　これらのトピックスを通じて，バランスのよい食事や体調管理がなぜ必要

なのかについて考えていきましょう。

①体重管理について

　肺高血圧症患者さんでは，息苦しさや体のだるさから食欲が落ちたり，活動量が減り，体重が減少することがあります。

　また，肺高血圧症が進むことで右心不全が進行し，体に水分が溜まり（浮腫），体重が増加することもあります。そこで，毎日体重測定を行い，身体を構成する成分に着目し，体重の増減を把握しましょう。

　急激な体重増加には注意が必要です。食事量の変化がないのに体重が増えている場合は，体に水分が溜まっていることが考えられます。指が握りにくくなった場合や足のすねを親指で数秒間強く押し，指の痕が残る場合は浮腫（むくみ）が出ているサインと考えられます。塩分1gを摂取すると体液が200～300mL程度貯留するといわれており，塩分の摂りすぎには注意しま

ひとロメモ

食欲不振で体重が減ってしまうときには？

・酢の物などのさっぱりとした味付けや冷奴, サラダなど冷たい料理などを試してみましょう。

・一度にたくさん食べることができない場合は, 食事回数を増やし, 少量ずつ食べてみましょう。

・少量で栄養価の高いゼリーやアイスクリーム, 栄養補助食品を利用しましょう。

・料理に使用する油は消化・吸収されやすく, 効率よくエネルギーを補給できるMCTオイル（中鎖脂肪酸）を利用するとよいでしょう。サラダやお浸しなど冷たい料理にかけても違和感なく食べられます。

・作り置き, 買い置きなど, 体調のよいタイミングで食べられるよう準備しておきましょう。

・食材の購入や調理が難しいときは, 宅配弁当などを利用すると便利です。

図1. バランスのよい食事とは

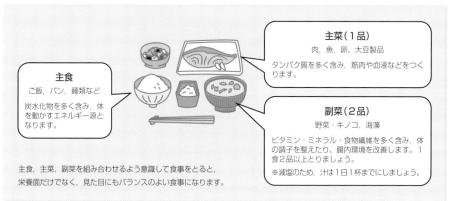

主食
ご飯, パン, 麺類など
炭水化物を多く含み, 体を動かすエネルギー源となります。

主菜（1品）
肉, 魚, 卵, 大豆製品
タンパク質を多く含み, 筋肉や血液などをつくります。

副菜（2品）
野菜・キノコ, 海藻
ビタミン・ミネラル・食物繊維を多く含み, 体の調子を整えたり, 腸内環境を改善します。1食2品以上とりましょう。
※減塩のため, 汁は1日1杯までにしましょう。

主食, 主菜, 副菜を組み合わせるよう意識して食事をとると, 栄養面だけでなく, 見た目にもバランスのよい食事になります。

しょう。また, 浮腫（むくみ）がひどいときには受診しましょう。

体重が減少傾向にある患者さんは, 食事摂取量や活動量の低下により, 筋肉や脂肪が減少している可能性があります。食事が摂れない場合は, 前述の

図2. 貧血改善に有効な栄養素を含む食材

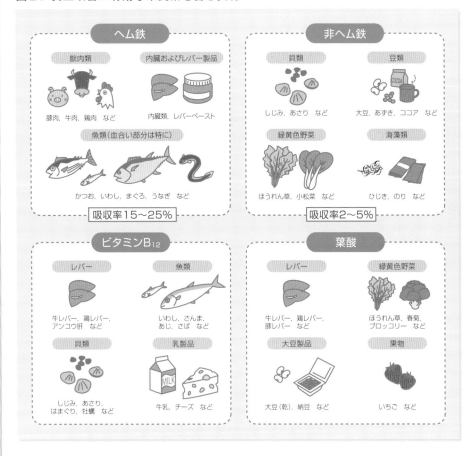

ヘム鉄

獣肉類
豚肉，牛肉，鶏肉　など

内臓およびレバー製品
内臓類，レバーペースト

魚類（血合い部分は特に）
かつお，いわし，まぐろ，うなぎ　など

吸収率15〜25%

非ヘム鉄

貝類
しじみ，あさり　など

豆類
大豆，あずき，ココア　など

緑黄色野菜
ほうれん草，小松菜　など

海藻類
ひじき，のり　など

吸収率2〜5%

ビタミンB12

レバー
牛レバー，鶏レバー，アンコウ肝　など

魚類
いわし，さんま，あじ，さば　など

貝類
しじみ，あさり，はまぐり，牡蠣　など

乳製品
牛乳，チーズ　など

葉酸

レバー
牛レバー，鶏レバー，豚レバー　など

緑黄色野菜
ほうれん草，春菊，ブロッコリー　など

大豆製品
大豆(乾)，納豆　など

果物
いちご　など

「ひと口メモ：食欲不振で体重が減ってしまうときには？」をご参照ください。

②食品に含まれる栄養素について

　体力を維持するためには，バランスのよい食事をとることが必要です（**図1**）。

　また，治療に伴う食欲不振によっ て，貧血がみられることがあります。貧血の際には酸素を運ぶ赤血球を作るために必要な鉄・ビタミンB12・葉酸などの栄養素を多く含む食品を積極的に摂りましょう。

　鉄は，肉類および内臓，魚介類などの動物性食品に含まれるヘム鉄と豆類，

図3．減塩のポイント

香辛料，香味野菜や
果物の酸味を利用する
コショウ・七味・生姜・
柑橘類の酸味を
組み合わせる

低塩の調味料を使う
酢・ケチャップ・マヨネーズ・
ドレッシングを上手に使う

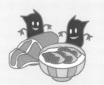

外食や加工品を控える
目に見えない食塩が
隠れている

汁物は具だくさんにする
具の量が増えることで
お椀に入る汁の量が減るため，
塩分を減らすことができます。
汁物は1日1杯まで

むやみに調味料を
使わない
味付けを確かめて使う

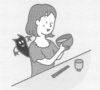

めん類の汁は残す
全部残せば2～3g
減塩できる

過食を避ける
薄味のものでも
たくさん食べると
食塩摂取量が多くなります

旨味のある食材を利用する
天然の出汁は（かつお節，
昆布，煮干し）の旨味は
塩分を引き立てます

緑黄色野菜，海藻類などの植物性食品に含まれる非ヘム鉄があり，ヘム鉄は非ヘム鉄よりも体内に吸収されやすいです。非ヘム鉄はビタミンCを豊富に含む食品と一緒に摂取することで体内に吸収されやすくなります（**図2**）。

食欲不振による貧血は，鉄，ビタミンB12，葉酸以外にタンパク質・ビタミン・ミネラルなど体に必要な栄養素が全体的に不足した状態であることが多いため，主食・主菜・副菜の揃った栄養バランスのよい食事をとることが大切です。

③お酒・たばこが身体に及ぼす影響

アルコールは末梢血管の拡張作用や心拍数を増加させて心臓に負担をかけるため，多量飲酒を控えましょう。また，アルコールには薬の作用を強めたり弱めたりする働きがあります。

たばこのなかに含まれるニコチンにはホルモンを介した強力な血管収縮作用があります。喫煙のたびに血管収縮が起こり，心臓に負担がかかるため，禁煙しましょう。

④減塩と水分制限について

肺高血圧症が進行すると右心不全，

図４．食品中の塩分量

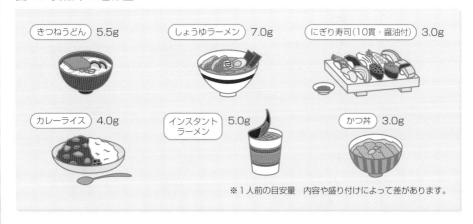

きつねうどん 5.5g　しょうゆラーメン 7.0g　にぎり寿司（10貫・醤油付）3.0g

カレーライス 4.0g　インスタントラーメン 5.0g　かつ丼 3.0g

※1人前の目安量　内容や盛り付けによって差があります。

図５．調味料の塩分１ｇの目安

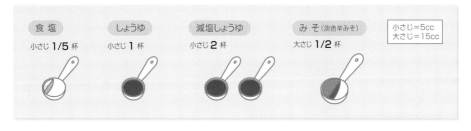

食塩 小さじ 1/5 杯　しょうゆ 小さじ 1 杯　減塩しょうゆ 小さじ 2 杯　みそ（淡色辛みそ）大さじ 1/2 杯

小さじ＝5cc
大さじ＝15cc

すなわち心臓が血液を送り出すポンプ機能が低下し，必要な量の血液を全身にいきわたらせることができない状態になります。「①体重管理について」の項でも述べましたが，右心不全では，身体に余分な水分が溜まる浮腫（むくみ）が現れます。

　塩分を過剰に摂取すると喉が渇き，飲水量が増え，体に水分が溜まりやすくなるため，食事では減塩によるナトリウムの制限が最も重要とされています。１日の塩分摂取量の目標は原則として６ｇ未満です。これは調味料だけでなく，食品の塩分も含まれます。入院中は制限量を守った食事が提供されますが，家庭で塩分を６ｇ未満に管理することは難しいかもしれません。薄味でもおいしく食べられるよう減塩習慣を身につけましょう（図３）。

　また，心不全の患者さんや体がむく

図6．加工品に含まれる食塩量の確認方法

・栄養成分表示をみよう！製造された食品には栄養成分表示が記載されています。
・栄養成分表示には食塩相当として塩分について書かれています。
・塩分の多い食品は摂取量や頻度を減らすようにしましょう。

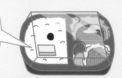

栄養成分表示1食あたり	
エネルギー	500kcal
タンパク質	25g
脂質	15g
炭水化物	66g
食塩相当量	1.5g

ナトリウムと食塩は違う？

ナトリウムで表記されている食塩は
ナトリウム(g)＝食塩ではありません。
ナトリウム(mg)×2.54÷1000*＝食塩(g)
で食塩相当量を算出することができます。
（＊1,000mg＝1gより）

みがちな患者さんは，水分制限を行い，体から余分な水分をとり除かなければなりません。水分制限は個人差が大きく，症状や体重，尿量によって異なりますので，主治医の指示に従ってください。

⑤食品中の塩分量を知ろう

　食品，加工品に含まれている塩分に注意しましょう（図4～6）。

岡本　理恵・榎本　佑美・石塚　天馬・堀田　侑希
独立行政法人国立病院機構岡山医療センター栄養管理室

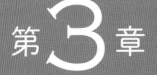

第 3 章

患者さんからの
メッセージ

新しい治療を前向きに，楽しみに

（60歳代 女性）

　私はもともと訪問看護師として，患者さんの家に伺って患者さんのケアをする仕事をしていました。また，三世代同居で2人の子供は学生，夫は家で仕事をしていたので家事や仕事に追われる毎日でした。

　40歳頃，患者さんをベッドから車椅子に移すだけで息切れがして汗びっしょり，心臓がバクバクするようになり，肺炎や胸膜炎で入退院をくり返し，仕事に復帰しても疲れやすく少し動くだけでも辛いと感じ，いくら何でもこれはおかしいと思うようになりました。

　大学病院の呼吸器科を受診し，さまざまな検査の結果，胸腔鏡下生検で原因を調べることになりました。皮膚に穴を開け内視鏡のついた装置を入れ，モニターを見ながら肺の組織を採り調べるというなかなか見聞きできない検査を実際に自分で体験するのは貴重な機会だと思い，興味津々でした。

　血栓塞栓症との診断で抗凝固薬と在宅酸素で約5年間，仕事をするときも車のなかで酸素を吸い，患者さんの家では吸入せず過ごすという生活をしていたのであまり調子がよくならず，息切れや疲労，浮腫は続いていて，「循環器の病気だから循環器科で診てもらうように」といわれました。

　ある日，大阪の病院から専門の先生が来て，「右心不全を起こしているから即入院！」といわれ入院し，右心カテーテル検査を受けました。

　慢性血栓塞栓性肺高血圧症（CTEPH）という診断で，インターネットで検索すると怖い病気です。「予後が悪いといわれているけれど，今なら手術ができるから大阪に行ってらっしゃい」といわれ，大阪で肺動脈血栓内膜摘除術（PEA）という手術を受けました。

　この手術は開胸して心臓を一時的に止めて，「エクモ」のような機器を使い，肺動脈の内膜を血栓ごとスポンと抜き取る難しい大変な手技なのですが，義父母，夫や子供，自分の未来を考え，先生を信じて術前の苦しさや術後の痛みに耐えました。この経験で，強い精神力を得たと思います。

　しかし残念ながら，私の場合はPEAでは血栓が残り，肺動脈圧はやや改善したものの症状はあまりよくなりませんでした。家族に気を使われながらの生活に落胆することもありました。

　1年経った頃，主治医の先生から「そんなに落ち込まなくていいよ，次の手があるからね。岡山にカテーテル治療をする先生がいる」といわれ，落胆する暇もなく岡山に向かいました。2011年3月，東日本大震災の3日後でした。

　岡山医療センターではバルーン肺動脈形成術（BPA）と呼ばれるカテーテル治療を数多く全国からくるCTEPH患者さんに施術していて，同じ病棟で年齢が近く話も合う，同じ病気の人たちの話を聞けるのが楽しく心強かったです。しかも，BPAを終えた患者さんが見違えるように回復し，元気に退院するので，私も元気になれるかもしれないと希望がもて，楽しい入院生活を過ごせました。

　10年間で計25回BPAを受けましたが，最初の頃はBPA後に肺障害（肺出血）を起こしたり，冠疾患集中治療室（CCU）に入って肺に酸素を強制的に送り込む人工呼吸マスクをつけたり，点滴も何箇所からか入っていたり，モニターをつけなければならず，2ヵ月前後の入院期間で3回のBPAと間隔が空いていました。やがて3泊4日程度の入院で1回BPAを受けて退院するようになり，その頃から肺障害を起こすことがなくなりました。カテーテル室でカテーテルを抜いて絆創膏を貼ったら，それでもうすっきり。医学の進歩は本当にめざましく感心することばかりでした。

　BPAは身体への負担が少なく入院期間も短くてすみますが，肺動脈は複数本あるため1回では終わりません。日中酸素吸入しなくてよくなるには何年もかかりました。それまでは酸素ボンベカートをコロコロと転がしながらの生活でした。

BPAは全身麻酔ではなく局所麻酔で行われています。先生方が術中にお話しされていることがすべて聞こえてきます。ピリピリした緊迫感で患者を緊張させないようにBPAを担当されている先生方や看護師さん方，スタッフの方々が真剣ながら和やかな雰囲気で進めてくださり，いつも安心してBPAを受けることができました。

　はじめの頃は「早く終わってくれ〜」とひたすら祈る私でしたが，回数を重ねるごとにみるみる元気になり，治療中につらさや不安を感じることもなくPEAのときもBPAのときも「こんな経験なかなかできることじゃない。患者さんの気持ちがわかる」，「私もこんな治療をしたけど頑張ったらよくなりましたよ，といつか話すことができるかも」と考え，新しい経験を楽しく思うことができました。

　先生方，看護師さん方，スタッフの方々は志が高く尊敬でき，人間味があり，職業柄いろいろな質問をしてしまう私にも優しく教えてくださいました。しばらく病院勤務の仕事をしていなかった私は元気になったら病院勤務もしてみたいと思うくらいでした。

　現在はBPA治療後も拡げられないところがあったため，「経口薬の治験をやっているので参加してみませんか？」とお声がけいただき，「次の手の次の手の，そのまた次の手があったのね！」と嬉しく思い，肺高血圧に効果のある薬に挑戦しています。6年前まで休み休み続けていた訪問看護師の仕事はやめ2人の孫と遊んだり，家の仕事や家事，義父母の介護を夫と2人でしながら過ごしています。子供たちも大人になり家族にも変化がありましたが，私の病気をわかってくれて家での生活が過ごしやすくなってきました。何より孫と遊べる日々は奇跡で，幸せな日々です。

　何でもどこか完璧にしないと気がすまない部分があり，お世話好きで自分のことをそっちのけにしていた私でしたが，最近やっと明日できることは今日しなくていいやと思えるようになりました。それが無理しないということならそうなのかと思いますが，難しいことですね。

　今，CTEPHと診断されたばかりの人は不安でいっぱいだと思いますが，今の医

学は日進月歩，治療も検査も身体に負担のかかりにくいものへと変わってきています。あらゆることが十数年前と比べると何倍，何十倍も楽になりました。

　右心カテーテル検査ひとつとっても肺動脈圧を測るだけなら外来で検査を受けて日帰りも可能です。年齢，状態に応じて手術，カテーテル，経口薬と治療も選択肢が増え，これからCTEPHの治療を受ける人たちは適切な治療を受ければ見違えるほど元気になれるはずです。

　気持ちを前向きに，次々に出てくる新しい治療に臆さず，そのときどきでベストの治療を受けてほしいと思います。

体と相談しながら，できることは何でも

（30歳代 男性）

——— 学校健診で見つかった肺高血圧症 ———

　僕が特発性肺動脈性肺高血圧症（IPAH）の症状を自覚しはじめたのは1998年，中学3年生の秋頃のことでした。中学時代はサッカー部でグラウンドを走り回っていましたが，夏の中体連が終わって部活を引退したあと，自転車で坂道を登っている途中で息切れするようになったのです。階段の上がり下りでも軽い息切れを自覚するようになり，「サッカーをやめて運動不足になったせいかも」，「でもどこかおかしい」と感じながら高校に入学しました。

　入学後すぐに行われた健康診断の胸部レントゲン検査で異常がみつかり，近所の病院の循環器科でレントゲン検査，超音波検査，心電図検査を受けた結果，肺高血圧症の疑いがあると告げられました。さらに詳しく検査するため福岡にある小児の病院を紹介受診し，右心カテーテル検査を受けてIPAHの確定診断を受けました。

　ただ，当時の僕はまだ高校1年生。聞いたことのない病名を告げられても，正直あまり実感は湧きませんでした。確定診断を受けた1999年はまだインターネットが一般に普及しておらず，街にある無料のインターネットコーナーのパソコンで検索窓に「肺高血圧症」と打ち込み，出てくる論文や記事を一生懸命読んだことを覚えています。インターネットで得た情報には，悪いものもよいものもありました。5年生存率が何％という文章から，数年後に自分が生きていない可能性があること。最近アメリカで有効な治療法が出てきて，改善している患者さんがいること。悪い情報とよい情報を同時に得たおかげで，落ち込みはしたものの治療に前向きになれましたし，病気を正しく理解することの大切さを学んだと思っています。

　肺高血圧症患者さんはいくつもの病院の門を叩き，なかなか診断されずに重症化していく人も多いと聞きます。幸い僕は学校の健康診断からスムーズに診断され，肺高血圧症治療につながることができました。ただ，今思うと重症化してからの発見・診断だったのかもしれません。体育の授業後に息切れがひどく，木の下で休んでいるとそのまま失神してしまうことが何度もありました。

松原先生との出会い

　福岡の病院の先生から「中心静脈カテーテルを体に入れて24時間点滴する治療法が日本でもできるようになったから，やってみてもいいかもしれない」と提案され，本格的に肺高血圧症の治療が始まりました。インターネットで効果があると報告されていた，エポプロステノールの持続静注療法です。ただ，当時は薬液の用量も増量スピードも手探りの時代でした。当時診ていただいていた病院では僕が第1号の患者だったこともあり，残念ながら治療を開始しても増量が不十分で症状は改善せず，入院中に「根本的な治療法として肺移植も選択肢の1つだよ」と先生からお話がありました。

　そこで主治医から紹介を受け，2000年12月末に肺移植登録の手続きを行うために岡山大学病院を受診しました。ところが右心カテーテル検査後に容態が急変し，失神してそのまま集中治療室（ICU）に運び込まれたのです。家族全員が岡山に集められ，気管支切開をするかしないかの瀬戸際だったと後から聞きましたが，その当時のことは何も覚えていません。

　年が明けて，ICUから冠疾患集中治療室（CCU）に移り，利尿薬で余分な水分を抜き，エポプロステノールを高用量まで急増したことで症状は劇的に改善しました。主治医の松原広己先生（現 独立行政法人国立病院機構岡山医療センター副院長）と出会ったのもこの時です。入院している僕に，「車に興味ある？」と肺高血圧症とは全く関係のない話題で声をかけられたことを覚えています。以来，松原先生

とは20年以上のお付き合いになります。松原先生が2003年に岡山医療センターに異動になった際も，「先生裏切ると？ついていったら迷惑かいな」といって，先生についていきました。

—— 看護師さんたちの頑張る姿が治療に向き合う力に ——

　いわゆる模範的な患者さんではなかった僕は，岡山医療センターで何度も入院を繰り返しました。カテーテル感染を起こすと１ヵ月以上の入院が必要で，それが３年，４年と続くとさすがに落ち込みます。そんなとき，患者としてではなく，個人として接してくれる看護師さんたちの存在に救われました。僕の福岡弁を珍しがる看護師さんに福岡弁を教えたり，逆に岡山弁を教えてもらったり。１年目の新人看護師さんが泣きそうになりながら一生懸命頑張っている姿をみると，「病気で悩んで落ち込んでいても仕方ない」と励まされました。２年，３年と連続で入院していると，去年怒られていた新人看護師さんが今年は見違えるようにたくましくなり，新人を教える側に回っている姿を目にすることもあります。そうやって医療従事者の皆さんも成長しているんだ，自分も前に進もう，と思えてくるのです。新人を教えている２年目の看護師さんに「去年は怒られよったのにね」とこっそりいうことも忘れませんが。

—— 進学も資格取得も，遊びも諦めずに ——

　最初に通っていた高校は入院続きで授業の単位が取れず，１年生の途中で中退しました。翌年に単位制の高校を再受験し，身体への負担が少ないカリキュラムを組んで１年目は何とかクリア。岡山で治療を受け始めた２年時はほぼ入院していたため，大検と通信，通学などを組み合わせて何とか単位を取り，計４年かけて高校を卒業しました。その後，ソーシャルワーカーを志して福祉系の短期大学に進学し，

　４年制大学に編入して国家資格も取得することができました。２年ほど福祉施設に勤務したのち，家業の給排水設備工事の人手不足を埋めるかたちで手伝いを始めて，今に至ります。

　「病気だから進学できない，希望の職に就けない」ではなく，病気を理解し，自分の体と相談しながら，できることは何でもやっていいと思います。旅行してもいいし，勉強したいことがあるなら大学に行ってもいい。今の現場仕事は穴を掘ったり脚立に登ったりする重労働ですが，肺高血圧症だからできないということはありません。

　20年近く続けていた持続静注療法が効果を示し，数年前から注射薬を経て経口薬のみの治療に切り替わりました。肺動脈性肺高血圧症（PAH）治療薬としてマシテンタン，セレキシパグ，タダラフィルを併用するほか，利尿薬と尿酸降下薬などを内服しています。就寝時には酸素を吸入しますが，PAH治療薬が経口薬に替わったことでカテーテル感染による入院がなくなり，海でも温泉でも，それこそ泥風呂でも入れるようになりました。経口薬でこのまま安定した状態を維持できればと思いますが，仕事現場では水分をたくさん摂るぶん，利尿薬を多く出してもらう必要があります。松原先生に「若いうちはよくても，そんなにたくさん薬を飲んでいたら将来的には透析になるよ」と指摘を受けて，今後は水分量を控えることも考えなくてはと考えているところです。

──────── 肺高血圧症と診断された患者さんへ ────────

　肺高血圧症と診断され，これからの治療に不安を抱いている患者さんに伝えたいことは，とにかく早く適切な治療を開始することです。そのタイミングが早ければ早いほど，元気になれる確率は上がるのではないかと思います。

　同時期に入院して友達になれた患者さんたちのなかには，岡山医療センターに来るまでの治療法が違っていたり，診断が遅れて治療が間に合わなかったり，治療へ

の反応が悪くて亡くなってしまう方がおられました。僕より年下の子も，同年代の子も，年上の方も，高齢の方も。治療中に自分が感じた副作用のつらさや不便さよりも，仲良くなって楽しく過ごした大事な友達が亡くなることのほうがよほどつらかったです。肺高血圧症の治療法はこの20年で大きく進歩し，選択肢も増えていますが，残念ながらまだ患者さんの誰もがずっと元気でいられる病気にはなっていません。

　もし肺高血圧症の疑いがあるといわれたら，専門施設でできるだけ早くに治療方針を決め，ご自身が住んでいる地域の先生に毎月診てもらう。そして毎年1回か2回，専門施設で右心カテーテル検査を含めた検査・診療を受ける。それが一番元気になれる可能性が高い方法だと思います。肺移植が必要な患者さんもいるでしょうし，持続静注療法を今やらないと危ない，といわれた患者さんもいるでしょう。でも先生が今やらないと危ないとおっしゃったとしたら，それは本当に危ないときです。落ち込んでもいいし泣いてもいい。でもタイミングを逃さずに適切な治療を受けて，元気になってからできることを始めてみませんか？

　最後に，私は年間100万に1人という病気になりました。

　けれど，病気になったからこそ出会えた人がたくさんいます。医療者の方々には身体と心を支え続けていただいています。学校の先生方には夢を，家族には日常を，そして，私の新しい家族には未来を，いろいろな人が私の人生を紡いでくれました。

　そして，私は日本の皆様の税金で生きていくことができています。これからもいつも感謝の気持ちと自分らしく生きていくことを忘れません。

あとがき

　私が岡山医療センターで肺高血圧症に対する診療に従事するようになった2011年4月から，早くも約10年の月日が経とうとしております。当時，当院で施行した慢性血栓塞栓性肺高血圧症に対するカテーテル治療は延べ500回程度でしたが，2022年11月現在，その数は5,300回を超えるまでになりました。2011年当時，この治療の安全性および有効性がすでに確立していたというわけでは全くなく，なかには合併症の発生により，残念ながら亡くなられた患者様もいらっしゃいます。私には，当時亡くなられた患者様のご家族にかけていただいた忘れられない，また忘れてはならない言葉があります。「母は残念な結果となりましたが，諦めずにこの治療法を確立して，この病気で悩んでいる世界中の人々を幸せにしてください」。我々が決して忘れてはならないことは，我々の力が及ばず亡くなられた患者様の存在自体であり，そのご家族の思いです。その命の重さに報いるためにも，我々は今後もハードルをさらに高くして，少しでもよりよい診療を目指して頑張っていかなければならないと，日々身の引き締まる思いです。

　ここ10年の間に肺高血圧症に関する研究と理解は大きく進歩し，慢性血栓塞栓性肺高血圧症に対するカテーテル治療を含めて，有効な治療薬や治療法が次々と開発されました。その傾向は今後も持続することが予想され，近い将来において大きな変革期を迎えることでしょう。治療薬や治療法だけに限らず，肺高血圧診療においては，日ごろのケアや生活上の注意，理学療法や食事療法も非常に重要です。本書では，これまでの当院での経験を活かし，各分野における専門的な立場から，肺高血圧症に悩む患者様が"もう肺高血圧なんかで悩まない"ためのエッセンスをまとめてもらいました。

　岡山医療センターで肺高血圧症診療に携わる職員のノウハウが結集した本書が，少しでも肺高血圧症と診断された患者様やご家族のお力になれれば幸いです。

2023年3月

独立行政法人国立病院機構岡山医療センター循環器内科

下川原　裕人

情報サイト
● 難病情報センター
https://www.nanbyou.or.jp

　肺動脈性肺高血圧症（指定難病86）
　https://www.nanbyou.or.jp/entry/253

　慢性血栓塞栓性肺高血圧症（指定難病88）
　https://www.nanbyou.or.jp/entry/192

● 全国健康保険協会
https://www.kyoukaikenpo.or.jp

● 日本呼吸器学会＿肺動脈性肺高血圧症
https://www.jrs.or.jp/citizen/disease/f/f-02.html

● 日本小児肺循環研究会
http://med-ppc.jp

● 米国肺高血圧症協会（PHA）
https://www.phassociation.org

ガイドライン
● 肺高血圧症治療ガイドライン（2017年改訂版）
https://plaza.umin.ac.jp/~jscvs/wordpress/wp-content/uploads/
2020/06/JCS2017_fukuda_h.pdf

公的機関
● 厚生労働省
https://www.mhlw.go.jp/index.html

● 日本年金機構
https://www.nenkin.go.jp/index.html

● 日本医師会
https://www.med.or.jp

● 大学病院医療情報ネットワーク（UMIN）センター
https://www.umin.ac.jp

患者会など
● 特定非営利活動法人PAHの会
https://www.pha-japan.ne.jp

● 特定非営利活動法人肺高血圧症研究会
http://www.aphj.org

もう肺高血圧なんかで悩まない！ 改訂版
～岡山医療センターの取り組みから～

定価　本体2,400円（税別）

2023年3月31日　第1版第1刷発行©

監修者	松原広己
編集者	松原広己・下川原裕人
発行者	松岡武志
発行所	株式会社メディカルレビュー社

〒541-0046　大阪市中央区平野町3-2-8　淀屋橋MIビル
電話／06-6223-1468代　振替　大阪6-307302
編集制作部　電話／06-6223-1556　FAX／06-6223-1414
✉ uno@m-review.co.jp

〒113-0034　東京都文京区湯島3-19-11　湯島ファーストビル
電話／03-3835-3041代
事業推進部　電話／03-3835-3049　FAX／03-3835-3075
✉ sale@m-review.co.jp

URL https://publish.m-review.co.jp

印刷・製本／大阪書籍印刷株式会社

ISBN 978-4-7792-2676-2　C3047